Burnout!?

Autorin: Britta Banowski

Weiserweg 3

30519 Hannover

Tel. 0511/80606340

E-Mail:banowski@t-online.de

Co- Autor Manuel Banowski für

Depressionen

Bomhauerstraße 21

30625 Hannover

Tel. 0511/21939435

E-mail:

manowarwarrior@outlook.com

1. Inhaltsverzeichnis:

I. Was bedeutet Burnout?

Das Wort Burnout an sich ist aus dem englischen Wortschatz von Burn für Kopf und Out für aus oder Knockout. übernommen und bedeutet so viel wie:

„*Ausgebrannt*" sein.

Viele sagen „Ich kann nicht mehr"!, obwohl noch viel mehr Energie in ihnen steckt, aber die meisten wissen es nicht einmal, weil sie nie oder kaum einmal über die eigenen Grenzen hinweg arbeiten oder sich anstrengen mussten.

Diese Floskel kann aber auch schon ein Achtungszeichen sein, denn wenn man es schon sagt, steht es mit der Wahrheit nicht weit weg.

Und viele kennen auch Tage, wo man total erschöpft ist, aber am nächsten Morgen scheint alles wieder wie immer und man hat Kraft, Elan und Zuversicht.

Doch irgendwann kommt man an einen Punkt, wo der Körper Signale schickt, die man nicht deuten kann, und sich selbst auch nicht erklären kann, warum man ausgerechnet mitten im Unterricht, oder am Arbeitsplatz zusammenbricht.

Und dann geht man zum Arzt, hat Angst um seinen Arbeitsplatz und bekommt von diesem dann die Diagnose Burnout

Das ist der Punkt, wo ich Ihnen helfen möchte, diese Krankheit, die eigentlich keine ist, zu erklären, zu vermitteln, was es mit dem Burnout auf sich hat, und wie man ihn bekämpfen und sich behandeln lassen kann.

Denn der Burnout ist aber nur ein Teil dessen, was die Ärzte als ***chronisches, emotionales Erschöpfungssyndrom*** bezeichnen.

Zu Burnout gehört aber eine ganze Menge mehr, als nur ständige Müdigkeit, Antriebslosigkeit,

Weinen ohne Grund, Aggression gegen sich und andere und vieles mehr.

Sie wird oft auch als depressive Verstimmung diagnostiziert, was aber nicht dem entspricht, was er eigentlich ist.

Burnout hat viele Facetten, mehrere Phasen, und so viele Symptome, auf die ich später eingehen werde.

Burnout ist das totale, emotionale Erschöpfungssyndrom!

Er ist heilbar, wenn man ihn rechtzeitig erkennt, behandelt und wenn man selbst bereit ist, sich der „Krankheit, die keine ist" zu stellen.

Und jetzt stellen Sie sich bitte vor, dass Sie, ja genau, Sie vom Arzt Ihres Vertrauens diese Diagnose bekommen haben, und nicht wissen, was Burnout ist, und wie man ihn behandeln kann.

Denn der Burnout ist eigentlich keine Krankheit als solches, sondern eine Folge von ständiger Überanspruchung, Mobbing, Dauerschichten im Gesundheitswesen, als pflegender Angehöriger ständig wachsam und verantwortungsvoll seinen vielleicht an Alzheimer erkrankten Vater oder Mutter zu überwachen, damit nichts passiert.

Auch gerade jetzt in der Corona-Krise haben viele Eltern, Lehrer, Arbeiter und Angestellte dieses Gefühl.

Haben alle gleich einen Burnout, oder sind sie alle gefährdet?

All das kann schlussendlich zu einem Burnout führen, muss es aber nicht.

Also, Schlussfolgerung; ***JEDER VON IHNEN KANN BETROFFEN SEIN!***

NEIN;   sie alle können einen Burnout verhindern, wenn sie die Vorzeichen erkennen, rechtzeitig reagieren und sich behandeln lassen!

Aber der wichtigste Satz ist: „ Sind Sie noch Sie selbst, oder nur eine Marionette?"

Meistens, wenn man an sich selbst Verhaltensveränderungen beobachten kann, ist man schon mittendrin.

Das heißt aber nicht, dass man jetzt mit einem Burnout leben muss, sondern er ist heilbar, aber nur wenn man sich mit der Materie auskennt, und sich und sein Leben ein wenig, meist aber gravierend ändert!

Aber bevor man das kann, sollte man erst das ganze Buch gelesen haben.

Also fangen wir klein an, mit den Ursachen.

Und die finden Sie auf der nächsten Seite

II Ursachen des Burnout

Es gibt beim Burnout nicht „Die Eine" Ursache.

Sondern man unterteilt ihn in die verschiedenen Ursachen, die ihren Ursprung in allen Teilbereichen unseres Lebens haben.

Es beginnt ein Rollenkonflikt zwischen Wunschbild, welches man sich selbst stellt, und der Realität, die dann durch eigene Wahrnehmung krass voneinander abweicht.

Und deshalb gliedert man das Burnout in:

1. **Persönliche Ursachen**

2. **Soziale und organisationssoziologische Ursachen**

3. **Gesellschaftliche Ursachen**

4. **Objektive Belastungsfaktoren, Stress**

1. Persönliche Ursachen

Auch in den persönlichen Ursachen unterteilt man sie noch einmal in verschiedene Aspekte, die genauer betrachtet werden müssen, um die richtige Diagnose zu stellen.

Neurotizismus , das sind Eigenschaften, die jeden Einzelnen Menschen betreffen können, wie Ängstlichkeit, Angst um den eigenen Arbeitsplatz durch verordnete Kurzarbeit gerade jetzt in der Corona-Krise mangelndes Selbstwertgefühl, Mütter kennen das Gefühl ziemlich gut, denn oft genug fragen sie sich:"Bin ich denn eine gute Mutter"? , finanzielle Sorgen auch hier spielt die Corona-Krise eine nicht unwesentliche Rolle, Depressionen, die auch in der Corona-Krise häufiger vorkommen werden, weil soziales Gefüge auseinander driftet, selbst beschuldigendes Verhalten, trifft meist zu bei Ehefrauen, die vom Mann bis zum Tode abhängig waren, pflegende Angehörige ebenfalls.

Helfersyndrom, das trifft meistens auf Menschen zu, die im medizinischen Bereich gearbeitet haben, dort vorher wertgeschätzt wurden und dann irgendwann ein Fall kommt, wo derjenige beweisen kann, dass er helfen kann,   gerade jetzt in der Corona-Krise beobachtet man viele derjenigen,sie werden dafür sogar gelobt und geachtet wird , aber sobald die Situation kippt ,wird die eigenen Versagenserlebnisse oder versagte Zuwendungen in der Kindheit zu einem gesteigerten Bedürfnis zum Helfen entwickelt

Krankhafter, übersteigerter Ehrgeiz entsteht, wenn man das eigene Selbstwertgefühl an seine erbrachten Leistungen gekoppelt, es immer wieder positiv wertgeschätzt wird, zum Beispiel nenne ich da die Karriere-Frauen und Banker, die schon von klein auf lernen, die Ellenbogen gegen andere einzusetzen, und es auch durch eine Stresssituation dann zur Sucht wird

__Eigene Defizite__, können vielschichtig angelegt ,wie mangelnde Ausbildung, ADHS, Legastheniker, Alphabeten und sogar Behinderte Menschen mit geringerer Integration ständige Misserfolge bei der Arbeitssuche auch wieder nach der Corona-Krise sollte dieser Aspekt gut beobachtet werden

2. Soziale und organisationssoziologische Ursachen

__Wechsel des erlernten Berufs__

bedeutet meist man muss sich einen anderen Beruf suchen, der   einem vielleicht nicht liegt aber vom Jobcenter oder Arbeitsamt gerade angeboten wird

Umzug

in eine andere, fremde Stadt bedeutet andere Leute, andere Sprache, anderer Dialekt, andere soziale Kontakte andere Umgebung

Berufseinsteiger mit viel Ehrgeiz

sie sind *besonders gefährdet*, weil sie gerade von der Schulbank oder Universität andere Ideale gelernt haben, sie umsetzen wollen, aber der oder die Chefs des Unternehmens es gar nicht gerne sehen, wenn Junge Leute ihnen etwas beibringen oder lehren wollen

Autoritäre Vorgesetzte

kennt jeder von uns, hat manchmal Vorteile aber viele Nachteile, denn diese Kategorie Mensch ist auf Leistung und Disziplin geformt worden, und wird sich auch meist nicht mehr ändern können, oder lassen

Sehr hohe emotionale Arbeitsbelastung (Pflegeberuf)

Gerade wir, die im Gesundheitswesen arbeiten,täglich in der Trauerbegleitung oder auch gerade jetzt in der Corona-Krise auf den Intensiv-Stationen ausgebildete Pflegekräfte aber auch Feuerwehrmänner Polizisten und Berufe, die ständig mit Menschen zu tun haben, können früher oder später mal in emotionale Stresssituationen kommen, wie der Verlust einer nahen Person, Tod durch Unfall oder bevorstehender Tod durch Krankheit, wie Krebs können in eine Ausnahme-Situation münden, die zum Burnout führen kann

Unorganisiertes berufliches Team

ist kein Team, sondern es hat keine Struktur, es gibt Meinungsverschiedenheiten innerhalb des Teams, keine direkte Führung, oder der

Führungsmitarbeiter ist nicht richtig geschult in
Personalcontrolling auch die Träger zb. im
Krankenhaus greifen immer mehr zu Leiharbeiter,
die nicht richtig ausgebildet wurden und nicht ins
Team passen

Wenig positive Feedbacks,

wenn man von oben herab, nicht wertgeschätzt,
auch noch für jede Lappalie getadelt und bedroht
wird, seinen Arbeitsplatz zu verlieren

Missverhältnis von Lob und Tadel

können krank machen, wenn man immer Angst um
den Arbeitsplatz haben muss, obwohl
Personalmangel herrscht, einmal mehr loben würde
Mitarbeiter motivieren auch mal mehr Überstunden
freiwillig zu machen, Tadel schadet eher, denn

meist ist man traurig und wütend über diese sozialen Maßnahmen, und lässt sie beim Patienten oder anderen Kollegen ab

Gesellschaftlich, politischer Druck

Auch der kann sich indirekt auf den Betroffenen auswirken. Denn eine wertgeschätzte Branche wird immer positiv beachtet auch wenn die Arbeit noch so schlecht ist

Globalisierung des Arbeitsmarktes in Europa und Deutschland

Das ist eines der sehr wichtigsten Unterpunkte, denn das bekommt jeder zu spüren, der schon einmal zum Jobcenter oder ähnliches um Hilfe bitten musste, denn die Globalisierung sorgt dafür, dass Arbeitgeber sich billigere Arbeitskräfte auch aus dem Ausland holen können, und derjenige, der den Beruf gelernt hat, stellt sich hinten an und wird vertröstet

Zu hohes Arbeitsaufkommen

In der Gesundheitsbranche ein nicht zu unterschätzender Punkt, denn zu wenig Pflegepersonal für zu viele Patienten kann und wird krank machen, wenn man nichts dagegen unternimmt, und da ist eher die Politik gefragt, gerade auch jetzt wieder in der Corona-Krise, wo man bemerkt hat, das Stellenstreichungen nicht wirklich produktiv wirken

Kein ausgeglichenes Verhältnis von Arbeit und Pausen

Darf der Arbeitgeber einfach über den Feierabend hinweg den Arbeitnehmer auch auf dem Handy erreichen müssen? NEIN, eigentlich steht im Arbeitsschutzgesetz eine Klausel, die es verbietet, und trotzdem wird es gemacht

Stress allgemein

Stress hat viele Ursachen und Faktoren und die füllen ganze Ratgeber, aber nur kurz auch emotionaler Stress, wie Trennung vom Partner, Lärm auf einer Baustelle, Kinder-Lärm bei einer Mutter im Home-Office, oder oder können krank machen

Und das sind nur einige, die ich aufgezählt habe, es gibt noch eine ganze Reihe mehr

3.Objektive Belastungsfaktoren

Die objektiven Belastungsfaktoren sind je nachdem, wie sich ein Mensch entwickelt hat, verschieden, und so sieht jeder sie anders:

Stress sowohl positiver, als auch negativer Stress

Stress kann sowohl positiv, als auch negativ krank machen, wie Lärm auf Baustellen, Disko-Lärm der vom Service-Personal als negativ, vom Kunden als positiv wahrgenommen wird, und viele andere Faktoren

Zu viele Arbeitsstunden (Überstunden-Zeitkonten)

Das habe ich selbst immer bei den Zeitarbeitsfirmen gehasst, denn sie sind ein Freibrief dafür, dass der Arbeitnehmer immer verfügbar sein kann und muss, denn es gibt heutzutage keinen normalen 8 Stunden-

Arbeitstag mehr wie vor 20 Jahren sondern deutlich mehr, obwohl es im Arbeitsschutzgesetz so verankert ist

Zu wenig Schlaf

Durch die vielen Schichten kommt der Mensch aus seinem normalen Biorhythmus heraus, der früher von 8- 16 Uhr normale Arbeitszeit bedeutete.

Heute wird sogar in der Pflegebranche der Teildienst normal, was aber total regelkonform mit den normalen Schlafbedürfnis des Menschen geht, dh. der betroffene Mensch kommt nach so einer Schicht nicht mehr zur Ruhe und kann dann auch nicht schlafen, aber Schlaf ist wichtig, um seine Reserven wieder aufzufüllen und lebenswichtiges Grundbedürfnis und so schließt sich ein

Teufelskreis, denn ohne ausreichendem Schlaf keine Erholung und auf Dauer irgendwann krank

Zu kurze Pausen zwischen den Schichten

Wie schon gerade angesprochen, der Teildienst geht von morgens um 6 Uhr bis 10 Uhr, dann weiter von 14-18 Uhr und dann noch einmal von 20-22 Uhr.

In dieser ganzen Zeit kann ein Mensch gar nicht abschalten und auch wenn Pausen enthalten sind, wie die Zeiten zeigen, so ist es real aber nicht der Fall, denn in dieser Zeit muss der betroffene Mensch auf Kinder aufpassen, im Straßenverkehr wachsam sein, seine Großeltern das Mittagessen bereiten und auch noch für den Ehemann und die eigene Familie sorgen, all das wird irgendwann zu viel

Täglich wechselnde Arbeitszeiten

auch wieder gerade angesprochen, die Schichtarbeit,
wenn sie denn regelmäßig anhalten würde, alles
gut, gewöhnt sich der Mensch daran, aber schon
ein kranker Kollege setzt den Dienstplan ausser
Kraft und dann wechselt der betroffene auch
mal von Früh-,in Nachtschicht, oder von Spät-,
in Frühschicht ohne Pause und ohne eine
Chance auf Erholung

Daran haben auch die Zeitarbeitsfirmen einen
gewissen Anteil, denn auch sie verdienen nur
dann, wenn der Arbeitnehmer flexibel bleibt.

Körperlich, emotionale schwere Arbeit

Mit körperlich, emotionale Arbeit sind die
Pflegekräfte und Feuerwehrmänner, sowie

Polizisten gemeint,die entweder einen Patienten verlieren, oder zu einem Verkehrsunfall gerufen werden, wo vielleicht der Mann noch schwer verletzt, aber Frau und Kinder tot am Unfallort versterben.

Aber auch die treusorgende Ehefrau, die nach jahrelanger Pflege ihren geliebten Ehemann gehen lassen muss

Trauerbegleitung ist ein sehr emotional anspruchsvoller Beruf, und deshalb auch so wichtig, weil jeder anders trauert und Abschied nimmt

Private Probleme (Ehekrise, Scheidung, Kinderbetreuung)

Jetzt am Schluss dieser ganzen Aufzählungen kommt ein ganz wichtiger Punkt dazu, denn wenn dann zu dem Stress im Betrieb auch noch privater Stress dazu kommt, es kriselt zum Beispiel zu Hause, der Mann geht fremd, oder möchte noch bedient werden, oder man hat sich getrennt, lebt aber noch zusammen unter einem Dach, die Kinderbetreuung bleibt nur bei der Frau hängen und wird nicht geteilt,gerade jetzt wieder in der Corona-Krise, wo die KITAS geschlossen hatten, da kann das emotionale Fass schon mal überlaufen, es kommt zum Burnout, der ist jetzt nur noch eine Frage der Zeit

3. Gesellschaftliche Ursachen

der Zerfall familiärer und kommunikativer Bindung wegen Digitalisierung der Arbeitswelt

Diese Ursache macht die Corona-Krise erst richtig bewusst, denn hier spielen alle genannten Faktoren eine Rolle

Aber nicht nur bei der Corona-Krise sondern schon nach dem Fall der deutsch-deutschen Mauer 1989 wurde das sehr schnell zu einem Problem, welches sich heute sehr stark bemerkbar macht, denn früher war der Job der Kinder, der frühere der Eltern.

Man wuchs auf einem Bauernhof auf, übernahm später den Hof und kümmerte sich später um die Eltern, die nicht mehr schaffen können, das fällt heute alles weg, der nächste Job ist am anderen Ende der Republik oder sogar der Welt und die Globalisierung sorgt dafür, dass immer billiger produziert und gearbeitet wird

Aber der Mensch muss sich irgendwann auch um die Eltern kümmern können, was heutzutage

gar nicht so einfach ist, wenn man eben mal
über 500km entfernt wohnt und arbeitet

Globales Denken der Politik ohne an die arbeitende Bevölkerung zu denken

Auch hier hat die Corona-Krise bewiesen, dass
Deutschlands Arbeitswelt zu global und auf
Export aufgebaut war, das muss man jetzt in
kleinen Schritten wieder zurück delegieren, und
neue Firmen schaffen, die das, was ausgelagert
wurde, wieder in Deutschland produziert wird,
Beispiel Medikamente, die in Billig-Ländern
hergestellt werden, dort aber die Arbeiter selbst
nicht vor Vergiftungen oder falscher
Handhabung der Chemikalien gewarnt werden,
und dort vor Ort erkranken und sogar sterben,

und die Arbeitgeber hier Millionen damit
verdienen

Anonymität jedes Einzelnen, weil „privates"

mit

„geschäftlichem" getrennt werden sollte

Und dieser Punkt ist besonders wichtig, denn der
Mensch ist ein soziales Wesen mit Stärken und
Schwächen aber auch eigener Familie und
drumherum. Muss man denn privates von
geschäftlichem trennen? NEIN, wenn man sich
seinen Chef als Vertrauensperson aufbauen kann,
auch wenn viele von Ihnen lieber nicht wissen
wollen, wie es beim Arbeitnehmer privat aussieht

***Religion und Wertewandel haben in der heute
globalen Entwicklung auch negative Folgen***

Das kann man jeden Tag in den Nachrichten hören und sehen, denn noch immer gibt es antisemitische Äußerungen gegenüber anders aussehenden Leuten und man sieht auch, dass die meisten Menschen anderer Religion unter sich bleiben, statt Integration wird Nationalität zum Statussymbol

Ungünstige Arbeitsmarktlage, ständige Drohung mit Arbeitsplatzverlust

Auch wieder ein Punkt, wo die Corona-Krise mächtig bewiesen hat, dass es eine Krise ist, denn die Arbeitslosigkeit stieg in nur einem Monat um 1 Millionen Menschen an, obwohl sie vorher in guter bezahlter Arbeit beschäftigt waren

Ständiger Anstieg der Komplexität der Arbeitsprozesse

Das merken vor allem Beschäftigte in der Gesundheitsbranche, denn viele Arbeitsgänge, die vorher nur ein Arzt ausführen durfte, werden heutzutage von Ärzten auf die Pfleger delegiert, dh. auch ausgelagert.

Und ist man sich sicher, ob der Pfleger, oder die Pflegerin diese Spritze auch setzen kann, oder zb. einen

Port legen kann?

Eigene Spezialisierung auf einen bestimmten Beruf

Das trifft vor allem auf die ehemaligen DDR-Bürger zu, die hoch spezialisiert, dann nach der Wende keinen Job mehr fanden, denn sie waren in ihrem Beruf zu hoch spezialisiert und machten den Westbürgern dadurch Konkurrenz

Bürokratische Kontrollsysteme werden immer härter

Auch in der Gesundheitsbranche, im Lebensmittel-Bereich, der Gastronomie und einigen anderen Berufen sind die Behörden sehr streng mit Auflagen seitens der EU-Richtlinien, dass sie kaum noch eingehalten werden können, ohne Verlust für den AG oder auch Selbständigen

In der Pflegebranche werden die bürokratischen Hürden von der Krankenkasse und der Pflegekasse auferlegt, sodass der Pfleger, oder die Pflegerin immer weniger Zeit für Patienten hat, sondern mehr Zeit am Schreibtisch verbringen muss (Pflegeplanung)

III. **Die Symptome des Burnouts**

Um es gleich vorweg zu nehmen, die Symptome des Burnouts sind so vielschichtig, wie der Mensch selbst, und sie stellen sich meist unabhängig voneinander ein.

Wenn man sie bemerkt, ist der Betroffene meist schon mittendrin.

Und hier zähle ich die Symptome erst einzeln für sich auf:

- **Kopfschmerzen**, ohne ersichtlichen Grund (mehrere Tage andauernd und Schmerztabletten wirken kaum)

- **Appetitlosigkeit**, trotz Hungergefühl (ich habe zwar Hunger, aber wenn ich den vollen Teller sehe, wird mir übel)

- **Magen-Darm-Probleme**, ohne Grund (Sodbrennen, Magendruck Übelkeit, Unwohlsein allgemein)

- **Lustlosigkeit**, bis hin zur depressiven Verstimmung (schon morgens aufstehen macht keinen Spaß, und man braucht deutlich länger um wach zu werden, einhergehend mit schmerzenden Gliedern)

- **Aggressionen** gegen sich und andere (schon am Morgen eine aggressive Haltung gegen sich und andere zb. bei der Fahrt zur Arbeit im Auto und in der Bahn)

- **Rastlosigkeit**, akute innere Unruhe trotz Entspannung (ständiges Aufstehen, hinsetzen, unruhiges Hin-und Herlaufen, nervöse Fingerbewegungen, unruhige Bewegungen insgesamt)

- **Schlaflosigkeit**, einhergehend mit verzögerter Einschlafphase (trotz bleierne Müdigkeit, sobald man sich hinlegt, kann man die Gedanken nicht abschalten, und schläft einfach nicht ein, ohne zu Hilfenahme von Schlafmitteln klappt es nicht)

- **Hypertonie,** ohne Grund (man verspürt Herzrasen, denkt an Herzinfarkt)

- **Angst, Panik-Attacken** ohne Vorwarnung (das Herz schlägt schneller ohne ersichtlichen

Grund und Panik, wie Hitzewallungen,

Frösteln tritt urplötzlich auf)

- **Emotionslosigkeit**, kein Lächeln mehr möglich (zb. Ein Kollege macht einen Witz, alle lachen, außer der Betroffene selbst)

- **Sehstörungen**, ohne Sehschwäche (verschwommenes Sehen, tanzende Schrift auf dem Bildschirm, Anzeigetafeln werden unleserlich)

- **Weinen,** ohne Grund (AG macht eine negative Bemerkung und Betroffener weint ohne Grund gleich los)

- **Schwindelanfälle** (Gleichgewicht wird nur mit Mühe gehalten, man fühlt sich, wie ein Baum im Sturm)

- **Hitzewallungen**, ohne Grund (schwitzen auch bei Minus-Temperaturen)

- **Tinnitus** (Hörsturz) (pfeifende Geräusche Im Ohr, oder kurzfristige Taubheit, man hört sich selbst nicht mehr)

- **Suizidgefährdung**, gegen sich und andere (Zerstörung der eigenen Unversehrtheit, mit Unfall bewusst herbei führen, oder mutwillige Schnittverletzung beibringen)

Ich habe in den Klammern versucht, die Erkenntnisse meiner Burnout-Erkrankung ein wenig zu erklären, auch wenn ich kein Arzt bin, so habe ich doch eine gewisse Beobachtungsgabe, die mir half, die Symptome in Worte zu fassen.

Denn nicht jeder, der dieses Buch liest kann mit Symptomen wirklich etwas anfangen.

Denn alle Symptome sollte man an sich genau beobachten und sie so detailgetreu auch dem später behandelnden Arzt schildern können, denn um so mehr der Arzt weiß, um so besser kann er behandeln und eingreifen.

Alle Symptome können unabhängig voneinander, oder mehrere gleichzeitig auftreten, ohne auch nur den Ansatz einer körperlichen, ärztlichen Diagnose zu haben.

Deshalb wird auch das Burnout oft mit einer Depression verwechselt, und auch so behandelt, weil die Symptomatik fast ähnlich ist.

Nur mit dem feinen Unterschied, dass das Burnout-Syndrom durch schnelles Erkennen und Behandeln heilbar ist.

Denn die Auslöser und auch die Behandlung unterscheiden sich grundlegend.

Denn im Gegensatz zur Depression, welche durch ein Ungleichgewicht von körpereigenen Hormonen beeinflusst wird, so wird das Burnout meist nur durch zu vieler aufeinander folgender oben genannter Faktoren ausgelöst, die ich schon aufgeführt habe.

Auch gibt es einen gravierenden Unterschied zwischen Burnout und Depression.

Das Burnout beginnt in Phasen, was bei der Depression nicht der der Fall ist.

Und damit komme ich jetzt zum nächsten Kapitel in der ich den Unterschied zwischen Burnout und einer handfesten Depression und wie da die Symptomatik aussieht, erkläre

IV. Unterschied zwischen Burnout und Depression

Bei der Depression gibt es mehrere *Kernsymptome,* welche sind:

1. **Lustlosigkeit**

2. **Antriebslosigkeit**

3. **Suizid-Gefährdung**

4. **Extremer Pessimismus**

5. **Stark reduziertes Selbstwertgefühl**

6. **Angst-und Panik-Symptome**

Der feine Unterschied zwischen den beiden ist, dass die Depression eine anerkannte Krankheit ist, mit mehreren , festzumachenden Symptomen, der Burnout aber eine Folge von Stress ist, also eigentlich keine Krankheit als solche erkennbar.

Auch können die Symptome bei Burnout und Depression zwar überlappen, aber beim Burnout überlagern die Ursachen und bei der Depression die Symptome.

Bei der Depression ist ganz wichtig zu wissen, ob es hormonelle Probleme gibt, denn meist tritt die Depression zuerst im Herbst auf, bei der dunklen Jahreszeit durch einen extrem niedrigen Serotonin-Spiegel insgesamt und auch als Folge von zu wenig Östrogen bei der Menopause der Frau.

Sollte das aber nicht zutreffen, muss man die Depression anhand der Kernsymptome bestimmen, und sie dann mit Medikamenten behandeln.

Die medikamentöse Behandlung fällt beim Burnout meist weg, weil dort die Ursachen im Vordergrund stehen.

Meist können die Symptome von Burnout und Depression zwar ähnlich sein, aber ich habe ja oben schon erklärt, dass der Burnout keine Krankheit als solche ist, sehr wohl aber die Depression.

Und das ist der Unterschied zwischen Depression und Burnout!

Denn der Burnout ist heilbar, und man kann nachdem man behandelt wurde, auch wieder ein ganz normales Leben führen.

Das kann man mit einer erst festgestellten Depression nie wieder, oder nur noch teilweise, denn eine Depression erst einmal diagnostiziert, kann nur mit Psychopharmaka also Medikamenten, die das Nervensystem beeinflussen, behandelt werden, in den meisten Fällen, bevor sie erkannt wird, ist sie schon chronisch, und damit unumkehrbar, und bisher nicht heilbar.

V.Die Phasen des Burnouts

Ich hatte am Anfang meines Ratgebers schon darauf hingewiesen, dass der Burnout in Phasen abläuft, die mal mehr oder weniger schwerwiegend sein können, auch können sich die Phasen untereinander abwechseln, je nach Schweregrad des Burnouts

Aber wie jede einzelne Phase in sich aufgebaut und beschrieben wird, erkläre ich jetzt

1. Phase: Überengagement

Diskrepanz zwischen eigenem Ideal-Bild und der Realität bedeutet so viel wie, jeder Mensch besitzt ein Idealbild und es ist nicht immer mit der Realität vereinbar.

Wieder muss ich die Pflege in Deutschland anprangern, denn die Altenpflegeschüler bekommen gelehrt, wie man richtig pflegt, und sehen dann in ihrem ersten Praxis-Einsatz genau das Gegenteil von dem, was sie gelernt haben, und das schockiert die meisten, und ich kenne Mitschüler, die genau deshalb gleich nach dem ersten Praxis-Einsatz die Ausbildung hinwarfen.

Man stellt sich dann automatisch unrealistische Ziele, die nicht mehr mit dem Idealbild und der Realität zu tun haben, und folglich kommt es zu Gewissenskonflikte, die immer stärker werden, je länger man diese Tätigkeit ausführt, ausführen muss, oder gezwungen wird, sie auszuführen.

Folge ist, dass man noch mehr Engagement zeigt, als man benötigen würde, um es anderen recht zu mache, was aber dem menschlichen Körper und der Seele absolut nicht gut tun kann, denn nur ein zufriedener

Mensch kann gut arbeiten und bleibt produktiv

2. Phase: Reduziertes Engagement

Für Bewohner in der Pflege

In dieser Phase arbeitet der Mensch nur nach Vorschrift, und die Emotionen und Gefühle der Mitmenschen und Bedürftigen sind ihm schon egal, oder er will sie einfach nicht mehr wahrnehmen, denn er hat ja gemerkt, das Überengagement nichts gebracht hat

Für die eigene Familie

Wer jetzt in der Corona-Krise mal genervt ist, hat noch lange keinen Burnout, ist aber kurz davor, denn auch die Kinder gehen einem gehörig auf die Nerven, aber abgeben kann man sie nicht, und dann werden aus genervten Eltern schon mal Täter, die Ohrfeigen verteilen oder ähnliches

Für Freunde und Kollegen

Seine früheren Freunde und Kollegen werden langsam zu Nervensägen, denn sie fragen, und wenn nicht, dann sagen sie, dass sie es nicht mehr ertragen können, wenn man selbst immer genervt oder schlecht gelaunt ist, und letztendlich ziehen sich die Freunde zurück, die eigentlich jetzt am wichtigsten wären

3. Phase: Emotionale Reaktion

Schuldzuweisungen gegen alle und jeden

Das kennt zwar auch jeder, der sich mal mit einem Mitmenschen gestritten hat, aber hier in dieser Phase des Burnouts ist es als Hilferuf aufzufassen, denn man gibt anderen die

Schuld am eigenen Versagen oder wegen eigener Fehler

Schuld -und Versagensgefühle

Und jetzt kommt erst die Emotionen an die Oberfläche, die der Betroffene so lange zurück halten konnte, aber sie äußern sich in Schuldgefühle und Versagensängste und enden meist in einer Angst-und Panik-Attacke, die nur dadurch ausgelöst wurde

Depressive Verstimmung, schlechte Laune

Schlechte Laune am Morgen kennt wohl jeder, der mal mit dem falschen Bein aufstand, aber hier wird es zum Dauerzustand und endet in eine handfeste depressive Verstimmung, die nicht ohne Medikamente beendet werden kann

Angst und Aggressionen

Jetzt wird körperlich sichtbar, was unter der Decke des Burnouts schlummerte und es sind die Angst-und Panik-Attacken, die immer schneller aufeinander folgen , Hitzewallungen und Herzrasen stellen sich ein, und man fühlt sich nur noch neben der Spur, todmüde und absolut leer

In dieser Phase werden Menschen sehr schnell aggressiv und impulsiv gegen sich und andere, und das wird nicht nur für den Betroffenen gefährlich

4. Phase: Leistungsabbau

In diesen oben genannten Phasen ist das Burnout-Syndrom noch umkehrbar.

Jetzt in dieser Phase müsste entweder ein jeder selbst erkennen, dass mit ihm was nicht stimmt, oder der Arbeitgeber seine Garanten und Verantwortungspflicht nachkommen.

Auch jeder nahe Familienangehörige müsste jetzt erkennen, dass die betroffene Person ernsthafte, psychische Probleme hat, und sollte jetzt eingreifen.

Denn jetzt macht sich der Burnout kräftig bemerkbar, mit den, vorher im Kapitel Symptome des Burnouts schon erklärten Symptomen, die vielseitig und individuell je nach Mensch ausfallen können.

Jetzt kommt der betroffene Mensch nicht mehr drumherum zu erkennen, dass er krank ist, jedenfalls zeitweise.

Denn die Leistungskurve geht jetzt sehr stark nach unten bis hin zu einem kurzen Zusammenbruch oder Krankenhausaufenthalt ist jetzt möglich

5. Phase: emotionale, soziale und geistige Verflachung

In dieser Phase funktioniert zwar der betroffene Mensch zwar noch, aber auf der Gefühlsebene ist er nicht mehr ansprechbar, das heißt er kann nicht mehr lächeln, auch wenn er wollte.

Gefahren, die um ihn herum passieren, nimmt er nicht mehr wahr, was im Pflegeberuf richtig gefährlich werden kann (Sturzgefahr)

Er läuft ziel-und haltlos wie ein Strohhalm, den man abgeknickt hat, in der Gegend herum.

Er hat auch eine monotone Stimme.

6.Phase: psychosomatische Reaktionen

Kreislaufbeschwerden mit Schwindel sind jetzt die Folge

Verspannungen der Muskulatur, dass der Orthopäde Alarm schlägt

Angst -und Panik-Attacken die jetzt den Gang zum Psychologen oder Neurologen notwendig macht

Schlafstörungen, bis hin zur Schlaflosigkeit und gerade sie macht weiter aggressiv, und in der letzten Phase ist es nur ein kleiner Schritt zum Suizid

7.Phase: Verzweiflung und innere Kündigung

In dieser Phase muss der betroffene Mensch vor sich selbst und vor anderen geschützt werden, so steht es im Gesetz der Unversehrtheit des Körpers.

Der betroffene sieht aber sich selbst nicht mehr, kennt seine Stärken und Schwächen nicht, überreizt sich und die Umwelt, überschätzt sich und kann in dieser Phase sogar an den Folgen sterben, weil er selbst mit sich abgeschlossen hat

Spätestens jetzt sollte die betroffene Person, zu einem Arzt des Vertrauens gehen, und auch sich psychologische Hilfe holen, denn der Körper zeigt jetzt an, „Ich kann nicht mehr"!

VI. Wer kann denn betroffen sein?

Jetzt werden Sie sich diese Frage stellen, und die Antwort lautet:

„Jeder kann mehr oder weniger betroffen sein, sogar schon mittendrin sein"

Das Burnout ist eigentlich noch keine Krankheit im normalen Sinne, sondern ein, oder mehrere Achtungszeichen unseres Körpers auf zu viele aufeinander folgende Ereignisse.

„Stress, Verluste, seien es, der Verlust seiner Angehörigen, seiner Arbeit, seiner Existenz, und auch ständige Überstunden, immer und überall Erreichbarkeit bei Familie und Arbeitgeber.

Aber auch keine oder wenige Arbeit, wenn man noch jung ist, können in dem Burnout führen, und in den unsicheren Hafen der Erwerbsunfähigkeit, bis hin zum endgültigen Berufsverbot.

Und hier greife ich noch einmal die Corona-Krise auf, ja genau sie, die diesen Ratgeber jetzt lesen, auch sie sind vom Arbeitgeber durch einen Virus in Kurzarbeit geschickt worden?

Sie haben Kinder und die KITA hat geschlossen, und sie wissen nicht, wie sie ihre Kinder beim Home-Office ruhig stellen sollen?

Das Geld reicht nicht, um die Miete für diesen Monat zu bezahlen?

All diese Gründe, die ich schon einmal aufgeführt haben, können einen Burnout auslösen, mal schwer, mal weniger schwer.

Doch man sollte sich vor Augen führen:

„der Mensch ist keine Maschine, kein Roboter!"

Der Mensch hat Gefühle und das ist der Unterschied zu einem Roboter.

Der Mensch nimmt durch Gefühle seine Umwelt wahr, und wenn diese überreizt werden, kann es je nach Menschen-Typ irgendwann zu einer Explosion oder eben einen Burnout kommen.

Doch bevor es dazu kommt, hat der Mensch die Chance sich helfen zu lassen, oder Hilfe annehmen zu können, das kann der Roboter nicht.

Das Einzige was man unternehmen kann, ist, sich professionelle, psychologische Hilfe von Außen zu holen und sich zu erholen.

Doch das ist im immer schneller werdenden Arbeits- und Berufsleben nicht immer machbar, und so bleibt einem, so krass es auch klingen mag, nur der Weg zu dem Arzt Ihres Vertrauens.

Auch wenn der Arbeitgeber jetzt mit einer Kündigung droht, sagen Sie ihm deutlich:

„Ich kann nicht mehr, ich bin am Ende"

Auch wenn es schwer fällt, es ist der einzige, richtige Weg!

Der Arbeitgeber weiß genau, was er sagt, kennt aber auch die Paragraphen und wird keine

Kündigung bei Krankheit sofort ausstellen dürfen, denn es gibt das sogenannte Arbeitsschutzgesetz und den Kündigungsschutz bei Krankheit.

Auch der Chef kann einen Burnout bekommen, davon müssen Sie immer ausgehen!

Gerade jetzt in der Corona-Krise wird es Menschen geben, die die Kontaktsperren, oder sozial-distancing nicht verkraften und in sich zusammen sacken, dann sollten die Menschen aufeinander achten.

Denn man selbst kann sich nach Erkennen eines Burnouts nicht mehr selbst helfen, sondern benötigt professionelle, psychologische Hilfe!

Es gibt aber auch andere Sichtweisen, und Möglichkeiten, das Burnout -Syndrom vorher zu erkennen, und zu behandeln.

VII Prävention

Um das Burnout -Syndrom zu erkennen und zu behandeln, kann man viel im eigenen Leben, als auch im beruflichen Umfeld versuchen, zu verhindern, oder ändern.

Denn Prävention kommt aus dem lateinischen und heißt auf gut deutsch: Vorbeugung.

Und getreu dem guten alten Sprichwort: „Vorbeugung ist besser als Heilung" gilt das besonders für das Burnout.

Dabei werden wieder Unterschiede zwischen der Prävention von Außen, als auch die eigene.

Das erste Wort, welches immer wieder in Verbindung mit dem Burnout fällt ist die *„Selbsthygiene"*, oder auch *„Selbstpflege"*

Diese beiden Worte sollte man sich schnell einprägen, denn es geht in dem Kapitel um die *Sichtweise auf sich selbst*!

Und darum ist es ganz wichtig, zu wissen, wer man ist, wo man sich im Lebensabschnitt befindet, und was man selbst für eine gute Regeneration, also vollständige Heilung benötigt.

Früher gab es in der konservativen Familienerziehung ein Sprichwort:

„ICH-der ESEL gehe immer voran" Das Sprichwort müsste man heute und gerade beim Burnout und deren Behandlung umdrehen, denn es geht einzig und alleine nur um das ICH im Menschen also um MICH!

Beispiel für eine ICH-Botschaft:

Werde ICH heute Abend zufrieden in mein Bett gehen können und auch endlich schlafen können?

„*Ich-Botschaften*" machen deutlich, wie stark man selbst ist, wo man Defizite hat, und was man eventuell ändern kann.

Beispiele für „Ich-Botschaften"

1.Wie fühle ICH mich, wenn ich abends nach Hause komme?

2. Kann ICH auch mal „Nein" sagen?

3. Wie viel „Ja" verträgt „mein" Körper

4. Muss ICH immer für jeden und überall erreichbar sein?

5. Habe ICH noch Freizeit?

6. Kann ICH noch abends ohne Sorgen einschlafen, ohne Medikamente?

Diese und viele andere Fragen kann man sich mal selbst stellen, am besten man nimmt sich ein Blatt Papier und einen Stift und schreibt sich diese Fragen auf und beantwortet sie für sich wahrheitsgetreu und mit reinem Gewissen.

Aber es gibt auch einen ganz leichten Selbsttest, den ich auf   einen der nächsten Seiten, für jeden, der den Text bis hierhin gelesen hat, bereitstelle.

Denn jeder ist für sich selbst genauso verantwortlich, auch wenn man es nicht recht glauben möchte, in einer Welt, die immer 100 Prozent und mehr von einem verlangt.

Auch das gute alte Sprichwort kommt nicht von ungefähr:

„*Wenn nicht jetzt, wann dann?*"

Es wird auch Zeit, denn durch Überforderung von Ärzten, Pflegern, Arbeitern und allen Beschäftigten können gravierende Fehler passieren, und Folgen haben, die tödlich enden können, aber nicht müssen, wenn man sie vorher erkennt.

Und das sollte sich jeder immer wieder vor Augen führen!

dazu habe ich noch einige Tipps, die hier nacheinander aufgeführt sind:

Ich kenne meine Grenzen

Jeder hat seine Grenzen, ob körperlich, oder emotional, und selbst aber seine zu kennen, ist grundsätzlich wichtig, denn was den einen um haut, kann bei dem anderen nicht mal reizen

Ausgewogene Ernährung

Dazu werde ich hier in diesem Buch noch ein *eigenes Kapitel* widmen, denn viele wissen nicht, dass Ernährung sehr umfangreich ist, aber nicht alle kennen den Unterschied zwischen ausgewogen und gesund

Ausreichender Schlaf

Eines der wichtigsten Regenerations-Prozesse unseres Körpers und überlebenswichtig, sollte immer funktionieren, denn wenn man nicht gut schlafen kann, wird man automatisch krank

Entspannungsphasen auch bei Vollstress einlegen

Autogenes Training und Yoga geht auch am Arbeitsplatz, sogar bestens, aber man muss es vorher erlernen

Auch ICH habe mal PAUSE!

Wieder muss ich das Pflegesystem negativ erwähnen, denn auch wenn der AZUBI Pause hatte, wurde er oder sie zum Bewohner hin beordert, egal ob er danach noch Pause machen konnte oder nicht, aber so geht das nicht, und das sollten sie auch sagen dürfen

ICH muss nicht immer und überall erreichbar sein!

Im Urlaub oder schon auf der Fahrt zur Arbeit ruft der Arbeitgeber an, um Dinge zu delegieren, kennen Sie? Dann sagen sie dazu auch mal NEIN!

- **Baden und shoppen erhöhen den Glückshormonspiegel und tun auch meiner Seele gut**

Wenn man frei hat, oder Feierabend , dann kann auch mal ein Shoppingcenter oder eine gute Badewanne eine erholsame Abwechslung sein, Tun sie es einfach mal nach Lust und Laune!

Ein NEIN zur richtigen Zeit ist nie verkehrt!

Auch wenn der Bewohner tausendmal klingelt, sagen sie bestimmt auch mal NEIN, jetzt nicht, oder der Vorgesetzten, die ihren autoritären Führungsstil durchsetzen will!

- **Auch mal den Bauch, statt den Kopf sprechen lassen!**

Manchmal ist der Bauch der bessere Ratgeber, und muss es denn immer logisch sein? NEIN!

Man kann Verantwortung auch abgeben können!

Jeder hat in seinem Unternehmen seinen Platz aber wenn man schon Verantwortung hat, warum nicht auch der Kollege nebenan?

NICHTS tun, wenn man einen Tag frei hat

Einfach mal die Füße hoch legen, entspannen ist angesagt, Rauchen sie eine oder trinken sie Kaffee, lesen sie ein Buch, oder Basteln sie mal wieder

HOBBYS, und vor allem Freundschaften pflegen!

Haben Sie ein Hobby neben der Arbeit? Einen guten Freundeskreis? NEIN? Dann wird es zeit auch mal über Angeln und Freunde nachzudenken, auch wandern kann ein Hobby sein!

Ein gesunder EGOISMUS ist wichtiges Überlebenstraining!

Manche Menschen denken nicht an sich, sondern erst an die anderen. Drehen sie einfach den Spieß mal um, auch wenn es schwer fällt, und es für sie komisch wirkt, es funktioniert hervorragend. Denn es ist deutlich gesünder, zu sagen: *"warum ich, die anderen können das auch!"*

So arbeiten, dass man zufrieden ist!

Arbeite so, dass du mit dir selbst zufrieden sein kannst, auch wenn du nicht alles geschafft hast, morgen ist auch noch ein Tag, und aufgehoben, ist nicht aufgeschoben!

Mein Privatleben ist mir heilig!

Warum schotten sich wohl viele Promis von der Außenwelt ab? Weil Ihr Privatleben eben heilig ist, und das sollten sie auch so sehen, es sei denn sie wollen jeden Abend ihren Chef zum Essen einladen

Wer all diese Tipps ein wenig in sein Arbeitsleben integriert, lebt einerseits gesünder und deutlich länger, denn die Zahl der Herz-Kreislauf-Erkrankungen und Schlaganfällen steigt mit jedem Burnout-Erkrankten stark an.

Aber nicht nur wir als Arbeitnehmer haben die Aufgabe, Burnout zu verhindern.

Auch die Arbeitgeber, Chefs, Manager haben eine Verantwortungs- und Garanten-Pflicht, die sie zu erfüllen haben.

Und dazu gehören folgende:

1) Personalmangel erkennen und gegen steuern, bevor ein Mitarbeiter ausfällt

2) Mitarbeiter als vollwertiges Mitglied eines Teams   anerkennen

3) Auch ein Lob kann Wunder wirken

4) Miteinander statt ständiger Wettbewerb gegeneinander

5) Keine Beschuldigungen, warum man krank ist

6) Kündigungen nicht wegen Krankheit zu schnell aussprechen

7) Kein „ausnutzen", „verheizen" von neuen Mitarbeitern und Azubis

8) Unterstützung bei erkanntem Problemen

9) Präventions-Maßnahmen am Arbeitsplatz durchführen

10) Fortbildungen zum Thema auch finanziell unterstützen und nicht davor zurückschrecken

11) Kommunizieren, auch zwischendurch mit Kollegen

12) Politik mit einbeziehen gerade jetzt geschehen in der Corona-Krise

13) Themen nicht totschweigen, sondern handeln JETZT!

14) Zivilcourage fängt auch am Arbeitsplatz an. Es ist kein Anschwärzen, sondern sozial handeln

Und das sind nur einige, die ich hervorheben möchte.

Denn Burnout ist heilbar, erkennbar, vermeidbar, wenn man möchte!

Nur mit Hilfe von Innen und außen kann ein Burnout-Betroffener wieder gesund werden, und wieder ein vollwertiger berufstätiger Mensch werden, der er einmal war.

Auch sollte man sich bewusst sein, dass die Akzeptanz ein Burnout zu haben, ein paar Tage bis Wochen dauern kann.

Selbst die Behandlung kann Wochen bis Jahre dauern, dass sollten auch die Arbeitgeber und Familienangehörigen und Freunde wissen.

Und nichts bewegt sich von allein.

Wer aktiv dazu beiträgt, etwas verändern zu wollen, seine Krankheit, die ja eigentlich keine ist, akzeptiert, sich Hilfe von professionellen Psychotherapeuten holt, durchhält, und sogar sein neues Leben neu ordnet, hat den Kampf gegen das Burnout schon aufgenommen, und kann nur gewinnen.

VIII. Ernährung bei Burnout gut oder schlecht?

Zuerst kommt es darauf an, den Burnout zu erkennen und ich habe ja in den vorherigen Kapiteln versucht zu erklären, wie man ihn erkennt, wie man ihn aber behandelt oder sogar vermeidet habe ich auch schon in Prävention versucht klar zu machen.

Aber man kann auch selbst etwas tun, wenn man begreift, wie Ernährung im Burnout überhaupt funktioniert.

Denn der Mensch braucht je nachdem in welcher Branche er tätig ist und was er sonst so an Tagesabläufen hat,einen gewissen Grundumsatz

Der Grundumsatz schwankt je nach männlich oder weiblicher Statur und Körpermasse extrem.

Nun hat ja unser Körper im Stress einen erhöhten Grundumsatz und auch einen erhöhten Tagesbedarf an Kohlehydraten, Mineralien und Vitaminen, aber dagegen spricht, dass der Betroffene gar keinen Hunger oder sogar an Appetitlosigkeit leidet.

Und da sage ich, Essen ist auch für den Burnouterkrankten wichtig, aber nicht das wie viel entscheidet, sondern die Lust auf das Essen soll erhalten bleiben, der Druck zum essen gezwungen zu werden, sei es durch die kurzen Pausen, als auch in der Familie sollten tabu sein.

Wenn Sie ausgebrannt sind und unter einer hohen Arbeitsbelastung leiden, schüttet der Körper Stresshormone aus, die im Körper viele Prozesse entfachen. Diese Hormone sind Cortisol, Adrenalin und Noradrenalin. Sie erhöhen den Blutzuckerspiegel und den Eiweißabbau. Der Körper setzt Insulin frei und übersäuert. Daraufhin kann sich das Immunsystem abschwächen.

Dazu kommt, dass der gestresste Mensch eher zu Fastfood und anderen Nahrungsmitteln greift, um Zeit zu sparen, aber das ist eher die falsche Herangehensweise.

Der Mensch benötigt jetzt vermehrt Vitamine, Nährstoffe und Mineralien, die dieses Ungleichgewicht aufheben können.

Und genau da sollten sie mit dem Arzt ihres Vertrauens ein Gespräch suchen, um ihm genau diese Fragen zu stellen.

Aber von mir, als ehemalige betroffene mit auf den Weg gebe ich folgende Anhaltspunkte:

1) Essen sie nicht nach der Uhr, sondern lassen Sie sich   Zeit

2) Essen Sie bewusst, was ihnen schmeckt

3) Achten sie ein wenig auf ausgewogene Ernährung

4) Viel trinken und viele Vitamine senken das Stresshormon

5) Obst und Gemüse ausreichend und frisch zubereitet

6) Essen sie niemals allein, sondern in Gesellschaft

Und wenn sie meinen es gibt keine anderen Heilmittel gegen Burnout, doch Mutter Natur hat uns noch eine ganze Reihe an Heilkräutern auf die Wiesen gestellt, die man auch sehr gut zur Prävention einsetzen kann

Dazu zählen:

1. Johanniskraut gegen depressive Verstimmungen

2. Fenchel zur Beruhigung wussten schon die Mütter

3. Lavendel zur Beruhigung aber auch gegen Stress

4. Kamille beruhigt Magen und Darm

5. Salbei lässt sie freier atmen

6. Melisse zur Beruhigung und auch als Badezusatz

7. Zitronen-Melisse als Tee zur Beruhigung

8. Baldrian das Ruhe und Schlafheilmittel erster Wahl

9. Rosmarin zur Durchblutungsförderung damit das Blut trotz Stress besser fließt

Also alles Maßnahmen die man schon machen kann, bevor der Burnout wirklich an der Tagesordnung ist, denn nicht er soll ihren Tagesablauf bestimmen, sondern Sie selbst!

IX. Corona-Krise Kann ich davon einen Burnout bekommen?

Meine Antwort lautet darauf eindeutig JA, denn viele Faktoren sprechen hier eine eindeutige Sprache.

1. Von 100% auf 0 in nicht mal 24 Stunden

2. Kurzarbeit angemeldet und Arbeitgeber hält sich die Tür zur Kündigung offen

3. Mütter mit Kinder'n allein zu Hause, weil KITAS geschlossen sind

4. Finanzielle Sorgen, ob man die Miete für diesen Monat noch bezahlen kann, oder Kredit abbezahlen

5. Soziale Isolation von älteren Menschen kann tödlich sein

6. Home-Office ohne Ruhe im Haus

7. Home-Shooling ist das gut für Kinder, die schon in der normalen Schule nicht gut mitkommen?

8. Freunde und Freizeit müssen deaktiviert werden

9. sozial-distancing kann Folgen haben

Wenn man diese Punkte alle mit denen vergleicht, die ich oben im Buch schon angeführt habe, kommen auch Sie spätestens jetzt zu einer eindeutigen Meinung, denn ich stehe damit wahrscheinlich nicht alleine da.

Aber wir werden sehen, wie sich das mit dem Abstand halten und den daraus folgenden Kommunikationsregeln noch entwickelt, wir stehen da auch in der Forschung noch ganz am Anfang, aber ich glaube, es wird in naher Zukunft noch schwerwiegende Folgen haben, für die Wirtschaft, für die Familien und auch für sie selbst!

Dazu ist dann aber die Politik gefragt, diese Folgen zu minimieren!

X. Überforderung oder Unterforderung wo liegt die Grenze?

Für mich als ehemalige Betroffene ganz einfach zu ziehen, aber für Sie, die sich damit erst einmal beschäftigen müssen,. gar nicht so einfach.

Denn für jeden Menschen gibt es Überforderungen oder auch Unterforderungen.

Aber ich möchte Ihnen das mal ein wenig aufschlüsseln:

Überforderung

Ist man einer Aufgabe nicht gewachsen, oder denkt es, dann kann man leicht überfordert werden.

Beispiel: ein ehemaliger kaufmännischer Mitarbeiter aus einem Büro bekommt die

Aufgabe auf einem Feld dieses zu bestellen, zu hegen und zu pflegen und später einen guten Ernte-Ertrag zu erbringen.

Sie merken, dass kann nicht gut gehen, weil ja schon die Voraussetzungen fehlen, die der Mitarbeiter braucht, um sie zu erfüllen, also zum scheitern verurteilt wird, ohne selbst schuld zu sein

Das geschieht aber heute viel, indem man im Jobcenter, wenn man denn mal sich dort anmelden musste, jede Arbeit annehmen muss, was aber nicht zielführend sein kann und darf

Oder ein weiteres Beispiel ein jugendlicher bekommt die Aufgabe, ein ganzes Team zu leiten, egal aus welcher Branche.

Und so verliert der Jugendliche jeglichen Mut,überhaupt noch einmal arbeiten zu gehen, weil die Schuldgefühle zu stark werden, dass er depressiv wird.

Unterforderung

Bei der Unterforderung ist es umgekehrt wie bei der Überforderung, dort ist man hoch ausgebildet, soll aber Helfer-Tätigkeiten verrichten, für die er vor der zeit schon längst seine eigenen Mitarbeiter hatte.

Auch wieder Beispiel:

Ein ausgebildeter Fachmann für Banken und Sparkassen soll jetzt in einer Fabrik Flaschen sortieren, oder kleinere Hausmeister-Tätigkeiten verrichten.

Auch hier ist es zu scheitern verurteilt, denn einen ehemaligen Bänker kann man nun mal nicht als Hausmeister anstellen.

Und so ist die Grenze genau da, wo der Mensch sich gerade befindet, er hat in seinem Leben was gelernt, das sollte wertgeschätzt werden und nicht abgewertet.

Auch sollten die Beamten, die Langzeitarbeitslose vermitteln mal richtig die Lebensläufe studieren und gezielt suchen, als sich auf Statistiken zu verlassen.

Und so können sie auch selbst Ihre Grenzen stecken, indem sie wissen, wer sie sind, wo sie sich befinden, und wie sie dazu gekommen sind.

Es gibt zwar auch immer Ausnahmen von der Regel, aber das sind Einzelfälle, auf die ich hier nicht eingehen kann.

Da sind manche Quereinsteiger, oder Aussteiger besser dran, ihnen das zu erklären.

Auch gibt es Menschen, die aus ihrem Hobby einen Beruf machen, und damit glücklich sind, aber eben nur wenige.

Aber ich rede und schreibe hier aus eigener Erfahrung und möchte Ihnen mit diesem Ratgeber ein Buch an die Hand geben, was wirklich hilft.

Denn es gibt viele Ratgeber aber die meisten, die ich selbst gelesen habe, haben mir nicht wirklich etwas gebracht, außer weniger Geld im Portmonee.

Aber sie wollen jetzt bestimmt die Frage, aller Fragen beantwortet haben, und die kommt jetzt auf der nächsten Seite

XI. Wo kann man sich Hilfe holen?

Nun wo sie wissen, was ein Burnout ist, wie man ihn behandeln kann und was man vorher eigentlich schon tun kann, kommt es auf die besagte Hilfe von Außen an, die man wo findet:

Der erste Weg geht immer zum Arzt des Vertrauens

Krankenkassen sind auskunftspflichtig

Liste von Psychologen einholen

Einen „guten" Psychologen suchen

Selbsthilfe-Gruppen

Neurologen

Wenn nichts mehr geht, zur Notfall-Ambulanz!

Freunde, Bekannte informieren

Nur noch ein paar Sätze, die ich in meiner Abhandlung erwähnen werde.

Sie fragen sich jetzt, nachdem Sie den Text gelesen haben: „Was kommt nach dem Burnout?"

Dazu habe ich ein paar Stichpunkte mir für den Schluss aufgehoben:

Es gibt einen Ausweg aus den Burnout

Es kann lange dauern, bis man ganz geheilt ist

Um so schneller die Therapie beginnt, um so effektiver ist sie

Vielleicht hilft ein anderes Berufsfeld?

Umschulung vom Arbeitsamt, und Reha-
Maßnahmen sollten genau besprochen und
umgesetzt werden

Es kann immer wieder zu Rückschlägen in
der Therapie kommen

Medikamente können helfen

Sozialtherapeuten sind speziell darauf
geschult

Manchmal ist Krankenhausaufenthalt
besser als ambulante Behandlung

Und zu guter Letzt sind diese Prioritäten
zu setzen:

Man ist keine Maschine!

Man sollte sich Zeit für sich nehmen!

**Man möchte sich auch selbst sehr
wichtig nehmen!**

Stress von Anfang an vermeiden!

*Alles Nacheinander, und nicht alles
gleichzeitig!*

*Spaziergang an der frischen Luft
bewirkt Wunder*

*Sport schadet nur dem, der ihn nicht
macht!*

*Auch ich habe Emotionen, Wünsche,
Träume!*

Warum soll ich jetzt nicht weinen?

*Kommunikation über Gefühle zeigt
Empathie*

Reden hilft!

Wo ist mein/e beste/r Freund/in?

Ihr werdet Euch jetzt fragen, wie ich das alles so gut erklären konnte.

Ich selbst habe eine medizinische Ausbildung als Altenpflegerin gemacht und erfolgreich abgeschlossen, aber musste aus genau diesem Burnout meine Ausbildung 2 Jahre unterbrechen, und es war nicht klar, ob ich jemals wieder Vollzeit arbeitsfähig sein werde, aber ich habe es geschafft, den Burnout behandeln zu lassen und war wieder voll einsatzbereit bis 2012 ein erneuter Burnout, den ich übrigens selbst bemerkte, drohte und mich letztendlich in die Erwerbsunfähigkeit-Rente schickte.

Heute sitze ich hier und schreibe diesen Ratgeber, um Euch ein Buch an die Hand zu geben, und es besser zu machen, denn ich lebe zwar noch, aber mit einem permanenten Burnout mit entsprechenden Folgen, die ich später im Buch auch noch ansprechen werde. Die Gründe dafür sind so vielseitig , wie jeder Mensch individuell ist, und die Faktoren, wie man liest, sind in sich verzahnt, wer sie aufbrechen will, muss andere Wege gehen und die erkläre ich auf den nächsten Seiten

So jetzt kommen wir zum letzten Kapitel in diesem großen Thema.

Persönliche Worte einer betroffenen Person

Wenn Sie diesen Ratgeber intensiv gelesen haben, werden Sie feststellen, dass viel, was Sie jetzt fühlen und denken, nicht dem entspricht, was man Ihnen beigebracht hat.

Es liegt nicht nur an Ihnen, dass ausgerechnet Sie   krank geworden sind!

Und Sie sind auch nicht an allem schuld!

Sie sind ein Mensch und keine Maschine!

Ich werde in Büchern ungern persönlich, aber ich habe mehrere Burnouts überlebt und pflege jetzt meinen Ehemann trotz der negativen Erfahrung schon 10 Jahre.

Ich habe 2 mal innerhalb von 5 Jahren erkennen lernen müssen, dass ich überfordert war, mit der hohen Verantwortung meiner Klienten im

Pflegeberuf gegenüber, als auch privat zu Hause bei meinem Ehemann.

Ein ausgesprochen „guter" Psychologe hat mich zu dem gemacht, was ich heute mit gutem Recht behaupten kann: „einem guten, selbstbewussten Menschen, der auch mal NEIN sagen kann!"

Es war ein langer Weg, um zu erkennen, dass Pflege auch krank machen kann, und nicht nur die Pflege, sondern auch ständige Wechsel des Arbeitsplatzes, immer während Drohungen seitens der Arbeitgeber, mich kündigen zu wollen.

Heute stehe ich, selbstbewusst und immer noch als pflegende Angehörige jeden Tag meinem Mann zur Verfügung, aber ich kann heute sagen:

"Ich bin ich selbst, und keine Marionette!"

Und wenn Sie den gleichen Weg, wie ich ihn mehrmals gegangen bin, erst einmal eingeschlagen haben, dann werden Sie auch eines Tages geheilt, gebraucht, und wieder sich selbst lieben und LEBEN können, versprochen!

Ihr Weg, den Sie gehen, wird steinig werden, und nichts wird einfach sein, auch Rückfälle sind nicht ausgeschlossen, und treten immer wieder mal auf, weil der Mensch ein Gewohnheitstier ist.

Aber wenn Sie erst einmal anfangen, darüber nachzudenken, was Sie in der Zwischenzeit versäumt haben, dann werden Sie verstehen, was ich Ihnen mitteilen wollte, und hoffentlich habe.

Ich hoffe, dass Sie bald wieder gesund und munter Ihren Tagesablauf, Ihren Beruf oder was auch immer zu Ihrer Zufriedenheit ausüben können, ohne auch nur den Hauch von Gewissensbissen zu haben, das Sie nicht gut genug sind, sie auch mal einen Tag haben, der nicht so läuft, wie Sie es sich vorstellen, oder es niemanden Recht machen zu können.

Noch einen oder anderen Tipp von mir: Suchen Sie sich ein neues, entspannendes Hobby, gehen Sie unter Leute, denen es genauso geht, suchen Sie das Gespräch, mit Freunden, Bekannten oder einfach nur so!

Alles kann, nichts muss! Und man muss nicht alles gleich erledigen, man kann auch einiges morgen erledigen, nur den

Burnout sollte man schnell erkennen, um ihn noch im Anfangsstadium zu bekämpfen!

Falls Sie jetzt noch Fragen haben, rufen Sie mich einfach an, oder schreiben mir eine Email, ich antworte ganz sicher innerhalb eines Tages und gebe Ihnen dann auch noch Tipps, wie man was, wann, wo

und wie macht.

So das waren meine letzten Worte zum Thema Burnout, die Krankheit, die eigentlich keine ist!

DENN DER BURNOUT IST KEINE KRANKHEIT; SONDERN EINE FOLGE VON DAUERNDER ÜBERFORDERUNG UND STRESS ABER AUCH

GESELLSCHAFTLICHER URSACHEN

XII SELBSTTEST: Bin ich Burnout gefährdet?

Wenn Sie auf den folgenden Link klicken, erscheint ein Selbsttest, den sie ausfüllen, und dann sofort Ihr Ergebnis bekommen:

Fragebogen:

Beantworten Sie nach Ihrem ersten Impuls und bleiben Sie bei Ihrem Gefühl – seien Sie ehrlich zu sich selbst! Klicken Sie auf die zutreffenden Antworten und zum Abschluss auf die Schaltfläche „Test auswerten"!

© Fragebogen aus dem theoretischen operationalisiert von Dr. Günther Possnigg, Neurologe-Psychiater-Psychotherapeut: **www.burnoutnet.at**

Quellenangaben, Anlagen, Impressum

https://www.hilfe-bei-burnout.de/burnout-test-kurz/

https://www.apotheken-umschau.de/burnout

https://de.wikipedia.org/wiki/Burn-out

https://gezeitenhaus.de/burn-out-test.html?gclid=EAIaIQobChMIv9X8tN-y2wIVGcayCh3-uA43EAAYAyAAEgKlfPD_BwE
https://gezeitenhaus.de/burn-out-test.html?gclid=EAIaIQobChMIv9X8tN-y2wIVGcayCh3-uA43EAAYAyAAEgKlfPD_BwE

https://www.das-burnout-syndrom.de/praevention/gesunde-ernaehrung/#richtig-essen-8211-die-art-der-nahrungsaufnahme-waehrend-des-burnouts

Auszug aus der Autobiografie: „eine Frau von Ost nach West" Zeit für Veränderungen

Auszug aus einer Hausarbeit einer examinierten Altenpflegerin in einer

Weiterbildung zum Praxisanleiter in der Pflege

ENDE

www.ingramcontent.com/pod-product-compliance
Lightning Source LLC
LaVergne TN
LVHW041727190726
843493LV00007B/2248